BLASENKREBS

Das ultimative Handbuch zum Patientenüberleben

Von

Angel B. Maurice

Inhaltsverzeichnis

Inhaltsverzeichnis

Einführung

Kapitel 1

Blasenkrebs: Ein Überblick

Kapitel 2

Blasenkrebs: Diagnose und Stadieneinteilung

Kapitel 3

Behandlungsmöglichkeiten für Blasenkrebs

Kapitel 4

Behandlung von Blasenkrebs: Umgang mit Nebenwirkungen

Kapitel 5

Überleben bei Blasenkrebs

Kapitel 6

Überlebensraten und Langzeitüberwachung nach Blasenkrebstherapie

Kapitel 7

Das Risiko von Blasenkrebs verringern und ihm vorbeugen

Abschluss

Einführung

Millionen von Menschen auf der ganzen Welt haben mit einem starken Feind zu kämpfen: Blasenkrebs. Die Blase ist ein Hohlorgan, das Urin speichert, bis er aus dem Körper ausgeschieden wird. Seine Schleimhaut kann sich mit dieser komplexen Krankheit infizieren. Obwohl Blasenkrebs möglicherweise nicht so viel Aufmerksamkeit erfährt wie andere bösartige Erkrankungen, hat er dennoch erhebliche Auswirkungen und stellt erhebliche Hürden dar.

Der Zweck dieses Buches besteht darin, als umfassende Informationsquelle zum Erlernen und Umgang mit Blasenkrebs zu dienen. Diese Ressource soll jedem Wissen über Blasenkrebs vermitteln, unabhängig davon, ob Sie ein neuer Patient, eine Pflegekraft, ein besorgter Angehöriger oder einfach nur neugierig auf die Krankheit sind.

Zunächst untersuchen wir einige der grundlegendsten Informationen zu Blasenkrebs.

Wir werden über die vielen Formen von Blasenkrebs sprechen, wie sie aussehen und was sie verursacht oder dazu beiträgt. Wenn Sie dieses Kapitel abgeschlossen haben, werden Sie die Natur der Krankheit genau verstanden haben.

Der Schlüssel zu einer wirksamen Behandlung liegt oft in der frühzeitigen Entdeckung. Von der Erhebung der Krankengeschichte eines Patienten über die Durchführung einer körperlichen Untersuchung bis hin zur Durchführung zusätzlicher Tests und Behandlungen erfahren Sie in diesem Kapitel alles, was Sie über den Diagnoseprozess wissen müssen. Darüber hinaus erwerben Sie Kenntnisse über das Krebsstadium, ein wichtiges Verfahren zur Beurteilung des Schweregrads der Erkrankung vor Beginn der Behandlung.

Die Behandlung von Blasenkrebs ist keine Einheitslösung. Krebspatienten stehen zahlreiche Behandlungsmöglichkeiten zur Verfügung, die von verschiedenen Faktoren abhängen, darunter der Krebsart, dem Stadium und dem Allgemeinzustand des Patienten. Chirurgie, Chemotherapie, Strahlentherapie, Immuntherapie und gezielte Therapie sind nur einige der in diesem Kapitel behandelten Optionen. Es wird diskutiert, wie wichtig klinische Studien für die Weiterentwicklung unserer Behandlungsmöglichkeiten für Blasenkrebs sind und wie diese Entwicklungen umgesetzt wurden.

Obwohl eine Therapie die Überlebenschancen verbessern kann, ist sie nicht ohne Schwierigkeiten. Viele Patienten, die wegen Blasenkrebs behandelt werden, berichten von unangenehmen Nebenwirkungen wie verminderter Energie und Übelkeit oder einer veränderten Blasenkontrolle. In diesem Abschnitt werden Methoden zur Minimierung der Auswirkungen dieser unerwünschten Auswirkungen auf Ihr tägliches Leben während und nach der Behandlung behandelt.

Die psychische Gesundheit, die Beziehungen und die Fähigkeit einer Person, alltäglichen Aktivitäten nachzugehen, können durch Blasenkrebs negativ beeinflusst werden. In diesem Kapitel sprechen wir über den ganzheitlichen Umgang mit Blasenkrebs, von der Nahrung, die Sie zu sich nehmen, über die Aktivitäten, an denen Sie teilnehmen, über die Menschen, die Sie emotional unterstützen, bis hin zu den Veränderungen in Ihrem Tagesablauf, die einen großen Unterschied machen können.

Die Behandlung ist nur der Anfang des Prozesses. Tatsächlich markiert dies für viele Menschen den Beginn einer neuen Phase: des Überlebens. Was Sie nach der Behandlung erwartet, warum regelmäßige Kontrolluntersuchungen so wichtig sind und wie Sie mit Optimismus und Kraft voranschreiten können, erfahren Sie hier.

Die Behandlung ist nie so gut wie die Vorbeugung. In diesem Kapitel besprechen wir Änderungen des Lebensstils, die die Gesundheit der Blase verbessern und das Risiko, an Blasenkrebs zu erkranken, senken können.

Mit Blasenkrebs muss man sich nicht allein auseinandersetzen, und Wissen ist eine wirksame Waffe. Um Sie auf Ihrem Weg zu unterstützen, stellen wir Ihnen eine Fülle von Ressourcen wie Selbsthilfegruppen, Organisationen, Websites, Bücher und ein Glossar mit Begriffen zur Verfügung.

Obwohl es bei der Bekämpfung von Blasenkrebs viele Hürden zu überwinden gilt, ist dies mit den richtigen Informationen, der richtigen Einstellung und der richtigen Gemeinschaft möglich. Ihr Buch soll Ihnen helfen, Ihrer Krankheit direkt zu begegnen, indem es Ihnen Orientierung, Ressourcen und Ermutigung bietet. Unsere Zukunft ist rosig, wenn wir zusammenarbeiten, um mehr über Blasenkrebs zu erfahren, bessere Behandlungen zu entwickeln und die Krankheit vollständig zu beseitigen.

Kapitel 1

Blasenkrebs: Ein Überblick

Blasenkrebs ist für Millionen Menschen auf der ganzen Welt eine beängstigende Realität. Für eine erfolgreiche Reise ist es wichtig zu verstehen, was Blasenkrebs ist, wie er verläuft und warum eine frühzeitige Erkennung und Pflege von entscheidender Bedeutung sind.

Blasenkrebs: Was ist das?

Blasenkrebs entsteht aus Zellen in der Blase, dem Organ, das Urin sammelt und speichert, bis er ausgeschieden wird. Das Harnsystem, zu dem auch die Blase gehört, die wie ein winziger Hohlballon aussieht, ist dafür verantwortlich, Abfallstoffe aus dem Körper auszuspülen. Blasenkrebs entsteht, wenn sich bösartige Zellen in der Blasenschleimhaut zu vermehren beginnen.

Subtypen von Blasenkrebs

Es gibt keine allgemein wirksame Behandlung für Blasenkrebs. Es gibt viele verschiedene Arten und jede hat ihre einzigartigen Merkmale. Das Urothelkarzinom, manchmal auch Übergangszellkarzinom genannt, ist die häufigste Form von Blasenkrebs. Die überwiegende Mehrheit der Blasenkrebserkrankungen beginnt in den Zellen, die das Innere der Blase auskleiden.

Plattenepithelkarzinome und Adenokarzinome sind zwei weitere Arten von Blasenkrebs, die weitaus seltener vorkommen. Chronische Reizungen oder Entzündungen der Blase, wie sie bei Harnwegsinfektionen oder bei längerem Kathetergebrauch auftreten, sind eine häufige Ursache für Plattenepithelkarzinome.

Allerdings ist ein Adenokarzinom selten, da sich die Erkrankung in den Drüsenzellen der Blase entwickelt.

Faktoren und Grundursachen des Risikos

Für die Früherkennung und Prävention ist es wichtig, die verschiedenen Ursachen und Risikofaktoren für Blasenkrebs zu kennen. Obwohl der genaue Ursprung von Blasenkrebs unbekannt ist, wurden einige Risikofaktoren identifiziert:

Zigarettenrauchen ist der wichtigste Risikofaktor für die Entstehung von Blasenkrebs. Tabakrauch enthält mehrere Verbindungen, die in den Blutkreislauf gelangen und sich im Urin konzentrieren können, wo sie die Blase schädigen können. Die meisten Fälle von Blasenkrebs treten bei Erwachsenen über 55 Jahren auf, weshalb das Risiko mit zunehmendem Alter steigt.

Im Geschlechtervergleich besteht für Männer ein höheres Risiko, an Blasenkrebs zu erkranken.

Chemikalien, die unter anderem in der Textil- , Gummi-, Leder- und Farbstoffindustrie verwendet werden, können das Risiko für Blasenkrebs erhöhen, wenn Arbeiter ihnen bei der Arbeit ausgesetzt sind.

Erkrankungen, die die Blase im Laufe der Zeit reizen oder entzünden, wie z. B. wiederholte Harnwegsinfekte oder die Verwendung von Verweilkathetern, können die Anfälligkeit erhöhen.

Strahlentherapie und einige Arten von Chemotherapie können das Risiko, an Blasenkrebs zu erkranken, bei Patienten, die sich in der Vergangenheit solchen Behandlungen unterzogen haben, leicht erhöhen.

Ein höheres Risiko kann bestehen, wenn in der persönlichen oder familiären Vorgeschichte Blasenkrebs aufgetreten ist.

Wer sich der wahrscheinlichen Ursachen und Risikofaktoren bewusst ist, kann Maßnahmen ergreifen, um seine Anfälligkeit zu verringern, beispielsweise indem er schädliche Gewohnheiten wie das Rauchen aufgibt und einen gesünderen Lebensstil annimmt.

Indikatoren und Zeichen

Das Verständnis der Anzeichen und Symptome von Blasenkrebs ist für die Früherkennung und Behandlung von entscheidender Bedeutung. Zu den häufigsten Symptomen gehören:

• Hämaturie (Blut im Urin).
Schnelles Wasserlassen
• Harnbeschwerden
Schmerzen im unteren Rücken
• Bauchschmerzen

Mangelnde Motivation zum Essen

Wenn bei Ihnen eines dieser Symptome auftritt, ist es unbedingt erforderlich, einen Arzt aufzusuchen, um es gründlich untersuchen zu lassen, da es sich auch um Anzeichen für andere Erkrankungen der Harnwege handeln kann.

Blasenkrebs wird in diesem Buch ausführlicher besprochen, zusammen mit seiner Diagnose, Behandlungsoptionen, Bewältigungsmethoden und Unterstützungsnetzwerken. Wenn Menschen die Symptome von Blasenkrebs kennen und wissen, wie man sie behandelt, sind sie besser für den Umgang mit der Krankheit gerüstet und können ihre Lebensqualität verbessern.

Kapitel 2

Blasenkrebs: Diagnose und Stadieneinteilung

Blasenkrebs wird nach einer gründlichen Anamnese und körperlichen Untersuchung sowie einer Reihe diagnostischer Tests diagnostiziert. Für eine ordnungsgemäße Behandlungsplanung und Prognose müssen zu diesem Zeitpunkt das Vorhandensein, die Art und das Stadium des Blasenkrebses bestimmt werden.

Untersuchung und Krankengeschichte

In vielen Fällen beginnt die Diagnose von Blasenkrebs mit einer gründlichen Anamnese und körperlichen Untersuchung. Sie sollten damit rechnen, dass Sie bei Ihrem ersten Termin bei Ihrem Arzt nach Ihren Symptomen, Risikofaktoren und der familiären Vorgeschichte von Krebs gefragt werden. Um die umliegenden Organe auf Anomalien zu untersuchen, wird außerdem eine körperliche Untersuchung durchgeführt, die bei Frauen eine gynäkologische Untersuchung und bei Männern eine rektale Untersuchung umfassen kann.

Tests zur Erkennung von Blasenkrebs

Um das Vorliegen von Blasenkrebs entweder zu bestätigen oder auszuschließen, können verschiedene diagnostische Tests und Verfahren eingesetzt werden:

Das erste Stadium der Zytologie des Harntrakts ist normalerweise die mikroskopische Untersuchung einer Urinprobe auf das Vorhandensein von Krebszellen oder anderen Anomalien. Obwohl nützlich, kann es sein, dass die

Urinzytologie Blasenkrebs im Frühstadium nicht immer aufdeckt.

Einer der wichtigsten Tests zur Erkennung von Blasenkrebs ist die sogenannte Zystoskopie. Bei diesem Test wird ein dünner, flexibler Schlauch (Zystoskop), der mit einer Kamera ausgestattet ist, über die Harnröhre in die Blase eingeführt. Dies ebnet dem Arzt die Möglichkeit, das Innere der Blase zu untersuchen und etwaige Tumore oder andere Anomalien zu erkennen.

Untersuchungen der inneren Organe und Lymphknoten des Patienten sowie aller entfernter Organe können mit einem CT-Scanner, einem MRT-Scanner oder einem Ultraschallgerät gescannt werden, um das volle Ausmaß des Krebses zu beurteilen und festzustellen, ob er über die Blase hinaus fortgeschritten ist oder nicht.

Wenn eine Zystoskopie oder Bildgebung eine fragwürdige Stelle aufdeckt, wird häufig eine Biopsie durchgeführt, um die Diagnose zu bestätigen oder auszuschließen. Bei einer Biopsie wird ein kleines Stück Blasengewebe zur mikroskopischen Analyse entnommen. Diese Biopsie ist nützlich, um eine Krebsdiagnose zu stellen und seinen Subtyp zu bestimmen.

Fortschreiten des Blasenkrebses

Nachdem die Diagnose Blasenkrebs gestellt wurde, ist es wichtig, das Stadium der Erkrankung zu bestimmen. Bei der Krebseinstufung geht es darum, das Ausmaß der Krankheit zu bestimmen und festzustellen, ob sie sich auf andere Organe ausgebreitet hat oder nicht. Die Prognose und der weitere Behandlungsverlauf hängen stark von der genauen Stadieneinteilung ab.

Tumor, Lymphknoten und Metastasierung (TNM) ist der Standardansatz für die Stadieneinteilung von Blasenkrebs.

Die Größe und Ausbreitung des ursprünglichen Blasentumors werden im Stadium T (Tumor) beurteilt. Das Spektrum reicht von Ta (beschränkt auf die Blasenschleimhaut) bis T4b (ausgedehnte Invasion in benachbarte Strukturen).

N (Lymphknoten): Bestimmt, ob sich der Krebs auf die Lymphknoten in der Umgebung ausgebreitet hat. Ohne Lymphknotenbefall (N0) nimmt der Lymphknotenbefall (N1, N2 oder N3) zu.

In diesem Stadium suchen wir nach Hinweisen darauf, dass sich der Krebs auf andere Organe ausgebreitet hat (Metastasen gebildet haben). Die Krankheit hat sich nicht auf andere Körperteile ausgebreitet (M0), sondern hat sich anderswo ausgebreitet (M1).

Abhängig davon, wie weit sich der Krebs ausgebreitet hat und wie gut die innere Auskleidung ihn schützen konnte, kann der

Krebs für Zwecke der Stadieneinteilung als früh (Stadium 0) oder spät (Stadium IV) klassifiziert werden. Tumoren, die in einem frühen Stadium von Blasenkrebs diagnostiziert werden, werden in der Regel chirurgisch entfernt, während Tumore in einem späteren Stadium möglicherweise eine Kombination aus Behandlungen wie Chemotherapie, Strahlentherapie und Immuntherapie erfordern.

Insgesamt sind eine gründliche Anamnese, körperliche Untersuchung, diagnostische Tests und Stadieneinstufungen erforderlich, um Blasenkrebs richtig zu diagnostizieren und einzustufen. Um die Wahrscheinlichkeit einer erfolgreichen Behandlung und eines langfristigen Überlebens zu verbessern, ist eine frühzeitige und präzise Diagnose von entscheidender Bedeutung.

Kapitel 3

Behandlungsmöglichkeiten für Blasenkrebs

Bei der Therapie von Blasenkrebs spielen Faktoren wie die Art der Erkrankung, das Krankheitsstadium, der allgemeine Gesundheitszustand des Patienten und seine Vorlieben eine Rolle. Um die Erkrankung richtig anzugehen, kann eine vollständige Behandlungsstrategie im Allgemeinen mehrere Methoden umfassen. In diesem Artikel werfen wir einen Blick auf die verschiedenen Möglichkeiten, Blasenkrebs zu behandeln.

1. Chirurgie

Je nach Stadium und Grad der Erkrankung können verschiedene chirurgische Eingriffe zur Behandlung von Blasenkrebs eingesetzt werden.

• Transurethrale Resektion eines Blasentumors (TURBT): Ein über die Harnröhre eingeführtes Zystoskop wird üblicherweise zur nichtinvasiven Entfernung von Tumoren bei Blasenkrebs im Frühstadium verwendet. Das diagnostische und stadienbezogene Potenzial dieser minimalinvasiven Technik wird ebenfalls untersucht.

Wenn Blasenkrebs an einer Stelle lokalisiert ist, kann ein Chirurg diesen Bereich der Blase entfernen, während der Rest der Blase intakt und funktionsfähig bleibt.

In schwereren Fällen kann sich ein Chirurg dafür entscheiden, die Blase vollständig zu entfernen, ein Verfahren, das als radikale Zystektomie bezeichnet wird. In manchen Fällen kann für diese Behandlung eine

Harnableitung (Ileumkanal oder Neoblase) erforderlich sein.

2. Chemotherapie

Die Chemotherapie kann intravenös (IV) injiziert oder direkt in die Blase eingeführt werden (intravesikale Chemotherapie). Die Chemotherapie kann als Hauptbehandlung bei fortgeschrittenem oder metastasiertem Blasenkrebs zusätzlich zu oder anstelle einer Operation eingesetzt werden.

3. Therapiestrahlung

Bei der Strahlentherapie werden Krebszellen Röntgenstrahlen oder anderen Formen energiereicher Strahlung ausgesetzt, um sie abzutöten. Es kann entweder allein oder in Kombination mit anderen Therapien angewendet werden. Bei der internen Bestrahlung (Brachytherapie) werden radioaktive Materialien in die Blase eingeführt, anstatt einen externen Strahl zur Behandlung der Blase zu verwenden.

4. Immuntherapie

Die intravesikale Immuntherapie, bei der Medikamente wie Bacillus Calmette-Guérin (BCG) in die Blase injiziert werden, um nicht-invasiven Blasenkrebs zu behandeln, ist weit verbreitet. Checkpoint-Inhibitoren (z. B. Pembrolizumab, Mepolizumab) haben Potenzial bei der Blockierung von Proteinen, die Immunzellen daran hindern, Krebszellen anzugreifen, und damit bei der Behandlung von fortgeschrittenem Blasenkrebs.

5. Gezielte Behandlung

Medikamente für gezielte Therapien werden entwickelt, um die zugrunde liegenden molekularen Anomalien des Krebses zu bekämpfen. In Fällen, in denen eine Standard-Chemotherapie die Krankheit nicht unter Kontrolle bringen konnte, wurden gezielte Behandlungen zur Behandlung von fortgeschrittenem Blasenkrebs zugelassen.

6. Neue Behandlungen und Humanstudien

Die Behandlungsmöglichkeiten für Blasenkrebs werden aufgrund laufender Forschung und klinischer Studien ständig verbessert. Klinische Studien sind eine Möglichkeit, Zugang zu neuen Arzneimitteln zu erhalten, von denen einige möglicherweise vorteilhafter sind oder weniger negative Auswirkungen haben als die Standardbehandlung. Das medizinische Personal Ihrer Einrichtung kann Ihnen bei der Ermittlung möglicher klinischer Studienmöglichkeiten behilflich sein.

7. Fürsorge, die ermutigt

Patientenkomfort und Lebensqualität stehen bei der Blasenkrebstherapie mit Hilfe der unterstützenden Pflege im Vordergrund. Die emotionale Belastung durch Krankheit und Behandlung kann mit Hilfe von Fachleuten aus den Bereichen Schmerztherapie, Ernährung und Psychologie gemildert werden.

8. Hospiz- und Palliativmedizin

Patienten mit fortgeschrittenem Blasenkrebs sind aufgrund der Schwere ihrer Erkrankung ein Hauptziel einer palliativen Behandlung. Die Hauptziele dieser Behandlung sind die Symptomkontrolle, die Schmerzreduktion und die Verbesserung der allgemeinen Lebensqualität des Patienten.

Das Stadium und der Grad Ihres Blasenkrebses sowie Ihr allgemeiner

Gesundheitszustand und Ihre persönlichen Vorlieben spielen bei der Bestimmung des besten Therapieverlaufs eine Rolle. Urologen, Onkologen, Strahlentherapeuten und Krankenpfleger sind nur einige der Mitglieder des Gesundheitsteams, die eng mit Patienten zusammenarbeiten, um individuelle Behandlungsprogramme zu entwickeln.

Zusammenfassend lässt sich sagen, dass die Behandlung von Blasenkrebs ein sich entwickelndes Thema mit einer Vielzahl von Ansätzen ist, die an die Bedürfnisse einzelner Patienten angepasst werden können. Um Blasenkrebs wirksam zu bekämpfen und die langfristigen Ergebnisse zu verbessern, sollten Patienten eng mit Gesundheitsdienstleistern zusammenarbeiten, um fundierte Entscheidungen über die optimale Behandlungsstrategie zu treffen.

Kapitel 4

Behandlung von Blasenkrebs: Umgang mit Nebenwirkungen

Obwohl die Behandlung von Blasenkrebs bei der Heilung der Krankheit hilfreich ist, verursacht sie häufig mehrere unangenehme Nebenwirkungen, die die Lebensqualität des Patienten beeinträchtigen können. Um das größtmögliche Ergebnis und das allgemeine Wohlbefinden während und nach der Behandlung zu erzielen, ist es entscheidend, diese Nebenwirkungen zu verstehen und proaktiv zu bewältigen.

Negative Auswirkungen der Behandlung von Blasenkrebs

Veränderungen der Urinfunktion Veränderungen der Urinfunktion gehören zu den am häufigsten berichteten

Nebenwirkungen der Behandlung von Blasenkrebs. Die Anpassung an neue Harngewohnheiten oder die Notwendigkeit einer Harnableitung nach einer Operation ist häufig. Bei Patienten, die sich einer intravesikalen oder Strahlentherapie unterziehen, kann es zu Harndrang, Häufigkeit und Unbehagen kommen.

Schwäche: Müdigkeit ist eine häufige Reaktion auf eine Krebstherapie. Chemotherapie und Strahlentherapie sind zwei Situationen, in denen dies sehr deutlich werden kann. Sich gesund zu ernähren, ausreichend Wasser zu trinken und, wenn möglich, ein wenig Sport zu treiben, sind gute Möglichkeiten, Müdigkeit zu bekämpfen.

Übelkeit und Erbrechen sind häufige Nebenwirkungen von Chemotherapeutika. Medikamente zur Behandlung dieser Symptome können von Ihrem Arzt verschrieben werden. Auch der Verzehr häufiger und leichter Mahlzeiten kann von Vorteil sein.

Beschwerden und Schmerzen sind mögliche Nebenwirkungen einer Operation oder Strahlenbehandlung. Ihr medizinisches Team kann Strategien zur Schmerzbehandlung vorschlagen, z. B. Medikamente oder eine lokale Therapie. Wenn Sie Ihr Schmerzniveau ehrlich mit Ihren Ärzten besprechen, können diese ihre Behandlung besser auf Ihre Bedürfnisse abstimmen.

Eine Strahlentherapie des Beckens wird mit Veränderungen der Stuhlgewohnheiten wie Durchfall und Verstopfung in Verbindung gebracht. Eine ballaststoffreiche Ernährung und viel Wasser können bei der Symptombehandlung hilfreich sein. Es ist wichtig, mit Ihrem medizinischen Team zu sprechen, bevor Sie rezeptfreie Medikamente einnehmen, auch wenn diese eine Linderung Ihrer Symptome versprechen.

Eine Reizung oder Empfindlichkeit der Haut im behandelten Bereich ist eine mögliche Nebenwirkung der externen Strahlentherapie. Sie können hautbedingte Nebenwirkungen reduzieren, indem Sie milde Hautpflegeprodukte verwenden und den Rat Ihres Arztes befolgen.

Die psychologischen und emotionalen Auswirkungen einer Krebsdiagnose und -therapie sind nicht zu unterschätzen. Es ist nicht ungewöhnlich, Gefühle wie Sorge, Traurigkeit und Schrecken zu erleben. Beratung, Therapie oder der Beitritt zu einer Selbsthilfegruppe können in Zeiten wie diesen sehr hilfreich sein.

Methoden zur Bewältigung und zum Trost

Für die Symptomkontrolle während der Behandlung von Blasenkrebs sind sowohl medizinische Behandlung als auch Selbstfürsorge erforderlich.

Ehrlichkeit und Offenheit in der Kommunikation mit Ihrem Gesundheitspersonal sind unerlässlich. Sie müssen über Ihre Nebenwirkungen Bescheid wissen, damit sie Ihre Behandlung anpassen und Ihnen die Pflege bieten können, die Sie benötigen.

Eine gesunde Ernährung trägt zur Aufrechterhaltung der Energie, Übelkeit und regelmäßigem Stuhlgang bei. Wenn Sie konkrete Ratschläge zum Essen benötigen, wenden Sie sich an einen Ernährungsberater.

Eine ausreichende Flüssigkeitszufuhr ist wichtig, insbesondere wenn Sie unter Schwindel, Übelkeit oder Erbrechen leiden. Bezüglich Ihrer Flüssigkeitsaufnahme sollten Sie Ihren Arzt konsultieren, da es bei Ihrer Therapie zu Einschränkungen kommen kann. Scheuen Sie sich nicht, um Hilfe zu bitten, wenn Sie Schmerzen haben. Ihr medizinisches Personal empfiehlt Ihnen möglicherweise Medikamente oder andere Methoden zur Behandlung Ihrer Schmerzen.

Sport treiben: Leichte, schonende Aktivitäten wie Gehen oder Yoga sind eine gute Möglichkeit, Müdigkeit zu bekämpfen und sich allgemein besser zu fühlen. Bevor Sie mit einem neuen Trainingsprogramm beginnen, ist es wichtig, die Genehmigung Ihres Arztes einzuholen. Es ist von entscheidender Bedeutung, die psychologischen Auswirkungen der Behandlung von Blasenkrebs zu berücksichtigen. Nehmen Sie an einer Therapie, Beratung oder einer Selbsthilfegruppe teil. Es hilft oft, mit Menschen, die Ihnen am Herzen liegen, darüber zu sprechen, wie Sie sich fühlen.

Eine Strahlentherapie kann zu Hautreizungen führen. Daher ist es wichtig, die von Ihrem Arzt empfohlenen Produkte und Methoden anzuwenden, wenn Sie Beschwerden verspüren.

Palliativpflege ist eine Form der medizinischen Versorgung, die sich darauf konzentriert, das Leiden von Patienten mit unheilbaren Krankheiten wie fortgeschrittenem Blasenkrebs zu lindern.

Bedenken Sie, dass die Reaktionen auf Medikamente von Patient zu Patient unterschiedlich sein können und dass das, was einigen hilft, anderen schaden kann. Es ist wichtig, eng mit Ihrem Gesundheitsteam zusammenzuarbeiten, um einen speziellen Plan für den Umgang mit Nebenwirkungen zu erstellen, der Ihre spezifischen Anforderungen und Situation berücksichtigt.

Zusammenfassend lässt sich sagen, dass der Umgang mit behandlungsbedingten Nebenwirkungen ein wichtiger Teil des Krebsbehandlungsprozesses ist. Patienten können die Therapie besser bewältigen und ihre Lebensqualität im Kampf gegen Blasenkrebs aufrechterhalten, wenn sie diese Hindernisse antizipieren und Hilfe bei der Bewältigung suchen.

Kapitel 5

Überleben bei Blasenkrebs

Die Diagnose Blasenkrebs kann das Leben eines Menschen tiefgreifend verändern, muss jedoch nicht unbedingt die Identität oder die Zukunftsaussichten eines Menschen bestimmen. Sie können trotz dieser Krankheit weiterhin ein erfülltes Leben führen, wenn Sie Zugang zu den Ressourcen, dem Wissen und der Einstellung haben, die Sie benötigen.

Ernährungsdiät

Während und nach der Behandlung von Blasenkrebs ist eine gesunde, ausgewogene Ernährung von entscheidender Bedeutung für Ihre Gesundheit und Ihr Wohlbefinden. Aufgrund möglicher behandlungsbedingter Nebenwirkungen auf Appetit und Verdauung sind hier einige Ernährungsaspekte zu beachten:

Nach einer Operation oder bei einer Änderung der Harngewohnheiten ist es besonders wichtig, ausreichend Flüssigkeit zu sich zu nehmen. Achten Sie daher darauf, viel Flüssigkeit zu sich zu nehmen. Sprechen Sie mit Ihrem Arzt über Ihren individuellen Flüssigkeitsbedarf.
Vollkornprodukte, Obst und Gemüse sind gute Beispiele für ballaststoffreiche Lebensmittel, die Ihnen helfen können, die Magen-Darm-Bewegungen zu kontrollieren. Eine ballaststoffreiche Ernährung kann sowohl bei Durchfall als auch bei Verstopfung helfen.
Mageres Protein: Nehmen Sie magere Proteinquellen wie Huhn, Fisch, Bohnen und Tofu zu sich, um die Muskelreparatur und -erhaltung zu unterstützen.

Koffein, Alkohol und scharfe Speisen sind nur einige Beispiele für Blasenreizstoffe, die vermieden werden sollten. Erwägen Sie die Regulierung oder Vermeidung von Reizstoffen und achten Sie darauf, wie Ihr Körper auf verschiedene Nahrungsmittel reagiert.

Ziehen Sie in Betracht, einen qualifizierten Ernährungsberater aufzusuchen, um eine maßgeschneiderte Ernährungsberatung zu erhalten, die Ihre individuellen Bedürfnisse und etwaige Einschränkungen, die sich aus Ihrem Behandlungsverlauf ergeben, berücksichtigt.

Gesundheit und Fitness

Aktiv zu bleiben und auf seine Gesundheit zu achten ist für den Umgang mit Blasenkrebs und seinen Symptomen unerlässlich.

Übungen mit geringer Belastung: Aktivitäten wie Gehen, Yoga und Schwimmen sind großartige Beispiele für sanfte Übungen mit geringer Belastung, die Ihnen in vielerlei Hinsicht helfen können, sich besser zu fühlen. Bevor Sie mit einem neuen Trainingsprogramm beginnen, ist es wichtig, die Genehmigung Ihres Arztes einzuholen.

Angstmanagement Die Diagnose Krebs kann traumatisch sein. Achtsamkeit, Meditation und der Einsatz von Selbsthilfegruppen sind Strategien, um mit Stress umzugehen und eine gesunde Perspektive zu bewahren.

Gönnen Sie sich ausreichend Schlaf, um Ihrem Körper zu helfen, sich zu regenerieren und zu regenerieren. Schaffen Sie einen erholsamen Raum zum Schlafen und halten Sie sich an eine regelmäßige Schlafenszeitroutine.

Psychologische und emotionale Ermutigung

Blasenkrebs kann verheerende psychologische Auswirkungen haben. Es ist wichtig, sich Hilfe zu suchen:

Therapie und Beratung: Wenn Sie damit rechnen, dass Sie auf Ihrer Reise Angstzustände, Verzweiflung oder andere emotionale Probleme verspüren, möchten Sie vielleicht diese Optionen erkunden.

Der Beitritt zu einer Selbsthilfegruppe für Menschen mit Blasenkrebs ist eine großartige Möglichkeit, Menschen zu treffen, die verstehen, was Sie durchmachen, und Ermutigung und Rat zu erhalten.

Halten Sie die Kommunikation mit denen, die Ihnen am Herzen liegen, offen und ehrlich. Wenn Sie Ihren Lieben erzählen, wie Sie sich fühlen, können sie Ihnen helfen, Ihre Sorgen zu lindern.

Lebensweise im Wandel

Bei der Behandlung von Blasenkrebs können Anpassungen Ihrer Routine erforderlich sein:

Wenn Sie sich einer Operation oder Behandlung unterzogen haben, die Ihre Urinfunktion verändert hat, müssen Sie möglicherweise lernen, die Dinge anders zu machen. Nehmen Sie sich Zeit, um herauszufinden, wie Sie sich an diese Veränderungen anpassen können.

Die Aufrechterhaltung einer hervorragenden Blasenhygiene ist wichtig, um Harnwegsinfektionen (HWI) und anderen Blasenproblemen vorzubeugen. Trinken Sie immer viel Wasser und gehen Sie häufig auf die Toilette.

Nehmen Sie an allen geplanten Nachsorgeterminen bei Ihrem Arzt teil, damit dieser Ihre Fortschritte verfolgen und etwaige Probleme so schnell wie möglich lösen kann.

Kontakte und helfende Hände

Die Behandlung von Blasenkrebs ist nichts, was Sie alleine tun müssen. Zählen Sie auf die Hilfe Ihrer Community:

Sprechen Sie mit Ihren Lieben darüber, was Sie wollen und was Ihnen Sorgen bereitet. Sie möchten für Sie da sein und Ihnen bei dieser Situation behilflich sein.
Wenn Sie das Glück haben, eine Pflegekraft zu haben, ist es unerlässlich, dass Sie ihr die notwendigen Ressourcen und Unterstützung zur Verfügung stellen. Der Besuch einer Selbsthilfegruppe oder das Gespräch mit einem Therapeuten kann für sie von Nutzen sein, da die Pflege emotional belastend sein kann.

Stärke und Optimismus

Trotz der Schwierigkeiten führen viele Menschen, bei denen Blasenkrebs diagnostiziert wurde, ein glückliches und produktives Leben. Bedenken Sie, dass es heute bessere Behandlungsmöglichkeiten und -ergebnisse gibt als je zuvor. Wenn Sie eine bessere und gesündere Zukunft wollen, müssen Sie Ihre Hoffnung und Widerstandsfähigkeit stark bewahren.

Insgesamt ist für ein Leben mit Blasenkrebs ein ganzheitlicher Ansatz notwendig, der die körperliche und geistige Gesundheit sowie die Liebe und Unterstützung von Freunden und Familie in den Vordergrund stellt. Sie können angesichts von Blasenkrebs Ihren Optimismus und Ihre Entschlossenheit bewahren, indem Sie sich proaktiv ernähren, einen gesunden Lebensstil pflegen, emotionale Unterstützung erhalten und mit Ihrem Gesundheitsteam in Kontakt bleiben.

Kapitel 6

Überlebensraten und Langzeitüberwachung nach Blasenkrebstherapie

Auch wenn der Sieg über den Blasenkrebs ein großer Sieg ist, ist Ihre Lebensreise noch lange nicht zu Ende. Um Ihre dauerhafte Gesundheit zu gewährleisten und mögliche Rückfälle oder Komplikationen nach der Behandlung zu vermeiden, ist es wichtig, auf die Überlebensrate und die Nachsorge zu achten.

Nachsorge im Alltag

Anpassung und Selbstbeobachtung sind nach der Therapie von Blasenkrebs häufig. Mögliche Reaktionen sind Gefühle der Entspannung, der Wertschätzung, des Zweifels und sogar der Angst. Hier sind einige wichtige Dinge, über die Sie zu

Beginn Ihres Lebens nach der Behandlung nachdenken sollten: Ihr Gesundheitsteam wird in regelmäßigen Abständen Folgetermine planen, um Ihre Fortschritte zu überprüfen und Ihren Gesundheitszustand insgesamt zu bewerten. Bei diesen Besuchen können Sie Fragen stellen, Bedenken äußern und alle notwendigen Bildgebungs- oder Tests durchführen lassen. Die emotionale Komplexität nach der Behandlung macht deren Bewältigung zu einer Priorität. Angst, Verzweiflung oder Angst vor einem erneuten Auftreten sind bei Krebsüberlebenden weit verbreitet. Therapie, Beratung oder die Teilnahme an einer Selbsthilfegruppe können Ihnen helfen, mit diesen Gefühlen umzugehen. Drittens: Ändern Sie Ihren Lebensstil, um Ihre Gesundheit zu verbessern, indem Sie sich besser ernähren, mehr Sport treiben und schlechte Gewohnheiten wie das Rauchen aufgeben. Ihre Gesundheit und Ihr Wohlbefinden insgesamt können von diesen Anpassungen profitieren. Die Aufrechterhaltung einer ordnungsgemäßen Blasenhygiene verringert die Wahrscheinlichkeit von Harnwegsinfektionen (HWI) und anderen blasenbedingten Problemen. Trinken Sie weiterhin Wasser, gehen Sie häufig zur Toilette und tun Sie, was Ihr Arzt Ihnen sonst noch sagt.

Regelmäßige Überwachung und Kontrollen

Nach Abschluss der Behandlung von Blasenkrebs ist die Betreuung von entscheidender Bedeutung. Ihr Gesundheitsteam erstellt einen individuellen Plan für Ihre Nachbehandlung, der auf Ihre individuellen Bedürfnisse zugeschnitten ist. Zu dieser Strategie gehören:1. Körperliche Tests: Routinemäßige körperliche Tests, insbesondere gynäkologische

Untersuchungen, um etwaige Symptome oder Veränderungen zu verfolgen. Zystoskopie 2: Routinemäßige Zystoskopie-Untersuchungen, um das Innere der Blase zu betrachten und nach einem erneuten Auftreten zu suchen. Diese Untersuchungen können je nach Ihren spezifischen Bedürfnissen in unterschiedlichen Abständen geplant werden. Drittens können je nach Stadium und Risikofaktoren regelmäßige bildgebende Untersuchungen, einschließlich CT-Scans, MRTs oder Ultraschalluntersuchungen, durchgeführt werden, um den Harntrakt und die umliegenden Organe zu beurteilen. 4. Urintests: Routinemäßige Urintests zur Erkennung von Anomalien, wie z Krebszellen, durchgeführt.5.Bluttests: Bluttests zur Beurteilung des allgemeinen Gesundheitszustands und zur Identifizierung von Nieren- oder anderen Organstörungen.6. Biopsien: Manchmal möchte Ihr Arzt das

Vorhandensein bösartiger Zellen durch die Entnahme einer Gewebeprobe bestätigen oder ausschließen.

Wellness und Lebensweise

Überlebende von Blasenkrebs müssen sich auf mehr als nur medizinische Überwachung konzentrieren, um gesund zu werden: 1.Ernährung: Halten Sie eine Diät ein, die eine Vielfalt an bunten Lebensmitteln, magerem Fleisch und Vollkornprodukten hervorhebt. Wenn Sie Fragen oder Bedenken zur Ernährung haben, sollten Sie mit einem Ernährungsberater sprechen. Um die Muskelkraft zu erhalten, die Vitalität zu steigern und das allgemeine Wohlbefinden zu fördern, ist häufige körperliche Aktivität erforderlich. Bevor Sie mit einem neuen Trainingsprogramm beginnen, ist es wichtig, die Genehmigung Ihres Arztes einzuholen. Um Ihren Geist und Ihr Herz in guter

Verfassung zu halten, probieren Sie einige stressabbauende Aktivitäten wie Yoga, Meditation oder achtsames Essen aus Wahrscheinlichkeit, dass der Krebs wiederkommt.

Wiederholungsangst

Eine häufige Sorge für viele, die Blasenkrebs überwunden haben, ist, dass er wiederkehren wird. Es ist menschlich, sich Sorgen zu machen, aber es ist wichtig, einen guten Mittelweg zwischen Sorgen und Leben zu finden. Sprechen Sie mit Ihrem Arzt über Ihre Ängste und prüfen Sie, ob er Ihnen Ressourcen empfehlen kann, die Ihnen bei der Bewältigung Ihrer Ängste helfen können, beispielsweise Achtsamkeitsübungen oder Beratung.

Belastbarkeit, Hoffnung und ständige Aufmerksamkeit für die eigenen Bedürfnisse sind die Kennzeichen des Überlebensweges nach der Behandlung von Blasenkrebs. Als Überlebender einer Blasenkrebserkrankung können Sie der Welt selbstbewusst und optimistisch entgegensehen, indem Sie sich aktiv an der regelmäßigen Nachsorge beteiligen, einen gesunden Lebensstil pflegen und auf emotionale und psychologische Bedürfnisse eingehen. Ihr Gesundheitspersonal und Ihr Unterstützungssystem stehen Ihnen bei jedem Schritt zur Seite. Fühlen Sie sich also nicht allein.

Kapitel 7

Das Risiko von Blasenkrebs verringern und ihm vorbeugen

Obwohl mehrere Faktoren Ihr Risiko, an Blasenkrebs zu erkranken, erhöhen können, gibt es auch Dinge, die Sie tun können, um die Gesundheit Ihrer Blase zu verbessern und dieses Risiko zu senken. Sie können Ihr Risiko, an dieser Erkrankung zu erkranken, verringern, indem Sie vorbeugende Maßnahmen ergreifen.

1.Tabakrauch enthält Chemikalien, die in den Blutkreislauf aufgenommen und dann mit dem Urin ausgeschieden werden, wodurch die Blase diesen Chemikalien ausgesetzt wird. Die wichtigste Methode zur Senkung des Blasenkrebsrisikos ist die Raucherentwöhnung. Holen Sie sich Hilfe von einem Programm zur

Raucherentwöhnung oder einem medizinischen Experten, wenn Sie Schwierigkeiten haben, mit dem Rauchen aufzuhören.

2. Halten Sie sich von potenziell gefährlichen Chemikalien fern

Chemikalien, die in der Textil-, Leder-, Gummi- und Färbereiindustrie verwendet werden, werden mit einem erhöhten Risiko für Blasenkrebs bei Arbeitern in diesen Bereichen in Verbindung gebracht. Das Befolgen von Sicherheitspraktiken, die Verwendung von Schutzausrüstung und die Einhaltung von Sicherheitsrichtlinien am Arbeitsplatz können Ihre Exposition gegenüber schädlichen Chemikalien bei der Arbeit verringern.

3. Trinken Sie weiterhin Wasser

Eine ausreichende Flüssigkeitszufuhr kann Ihr Blasenkrebsrisiko senken, indem die Konzentration möglicher Karzinogene in Ihrem Urin verringert wird. Sorgen Sie den ganzen Tag über für eine gesunde Flüssigkeitszufuhr. Eine ausreichende Wasseraufnahme ist mit einer besseren allgemeinen Gesundheit verbunden.

4. Ernährung und Diät

Vitamine, Mineralien und Antioxidantien, die in einer obst- und gemüsereichen Ernährung enthalten sind, tragen zur Erhaltung der allgemeinen Gesundheit bei und können das Risiko, an Blasenkrebs zu erkranken, senken. Bestimmte Untersuchungen deuten darauf hin, dass Mahlzeiten, die reich an Antioxidantien sind, beispielsweise reich an Vitamin C und Beta-Carotin, eine schützende Wirkung haben. Sie können diese essentiellen Nährstoffe durch den Verzehr einer großen Auswahl an Obst und Gemüse in verschiedenen Farben erhalten.

Reduzieren Sie Ihren Alkoholkonsum.

Es wird angenommen, dass das Risiko, an Blasenkrebs zu erkranken, mit der Menge an Alkohol steigt. Ein mäßiger Alkoholkonsum im Einklang mit den Empfehlungen für sicheres Trinken wird empfohlen.

Achten Sie auf Ihr Gewicht6.

Ein erhöhtes Risiko, an Blasenkrebs zu erkranken, wird mit Fettleibigkeit und Übergewicht in Verbindung gebracht. Streben Sie ein gesundes Gewicht an, indem Sie sich gut ernähren und regelmäßig aktiv bleiben. Die Aufrechterhaltung eines gesunden Gewichts ist nicht nur zur Vermeidung von Blasenkrebs, sondern auch für ein langes und glückliches Leben von entscheidender Bedeutung.

Ständige Blasenentzündungen: 7. Behandlung

Ein höheres Risiko, an Blasenkrebs und insbesondere an Plattenepithelkarzinomen zu erkranken, wird mit chronischen oder wiederkehrenden Harnwegsinfektionen (HWI) in der Vorgeschichte in Verbindung gebracht. Gute Hygiene, ausreichende Flüssigkeitsaufnahme und häufiges Wasserlassen werden empfohlen, um das Risiko von Harnwegsinfekten zu verringern. Sprechen Sie mit Ihrem Arzt über Behandlungsmöglichkeiten und Möglichkeiten zur Vermeidung künftiger Infektionen, wenn Sie unter wiederkehrenden Harnwegsinfekten leiden.

8. Geplante Gesundheitsuntersuchungen

Die Erkennung von Blasenkrebs in einem frühen, besser heilbaren Stadium kann durch routinemäßige medizinische Untersuchungen unterstützt werden. Sprechen Sie mit Ihrem Arzt, wenn Sie sich Sorgen über mögliche gesundheitliche Folgen von Faktoren wie Rauchen oder Chemikalienexposition in der Vergangenheit machen. Sie können Ihnen konkrete Empfehlungen für Tests und Vorsichtsmaßnahmen geben.

Obwohl einige Risikofaktoren für Blasenkrebs, wie Alter, Geschlecht und Familiengeschichte, nicht in Ihrer Hand liegen, können Sie Maßnahmen ergreifen, um dieses Risiko erheblich zu senken. Sie können Ihr Risiko, an Blasenkrebs zu erkranken, erheblich reduzieren, indem Sie einen gesunden Lebensstil wählen, z. B. mit dem Rauchen aufhören, Ihren Kontakt mit giftigen Chemikalien verringern, viel Wasser trinken, sich ausgewogen ernähren und regelmäßig Sport treiben. Eine frühzeitige Erkennung und gegebenenfalls schnelle Intervention hängen von regelmäßigen Kontrolluntersuchungen und offenen Gesprächen mit Ihrem Arzt ab. Denken Sie immer daran, dass der beste Weg, die Gesundheit Ihrer Blase und die allgemeine Gesundheit sicherzustellen, durch vorbeugende Maßnahmen besteht.

Abschluss

Wissen, frühzeitige Erkennung und aggressives Management können Menschen mit Blasenkrebs dabei helfen, dieser schwierigen und komplexen Krankheit mit Kraft und Optimismus zu begegnen. In diesem Buch werden die vielen Aspekte von Blasenkrebs behandelt, von den Ursprüngen und der Diagnose der Krankheit bis hin zu möglichen Behandlungen, Nebenwirkungen, Überlebensraten und Präventionsstrategien.

Der erste Schritt bei der Behandlung einer Erkrankung besteht darin, die Ursachen genau zu verstehen. Obwohl bei jedem das Risiko besteht, an Blasenkrebs zu erkranken, ist das Risiko bei Rauchern, Menschen, die in bestimmten Umgebungen arbeiten und bei denen die Krankheit in der Familie vorkommt, höher. Eine rechtzeitige Behandlung erfordert eine schnelle Diagnose, die durch diagnostische Verfahren wie Urintests, Zystoskopie und bildgebende Untersuchungen erreicht werden kann.

Chirurgie, Chemotherapie, Bestrahlung, Immuntherapie und gezielte Therapie sind nur einige der Möglichkeiten zur Behandlung von Blasenkrebs. Die Krebsart, das Krebsstadium und der Allgemeinzustand des Patienten spielen alle eine Rolle bei der Bestimmung des besten Behandlungsverlaufs. Die Lebensqualität während und nach der Behandlung kann durch Maßnahmen zur Bewältigung behandlungsbedingter Nebenwirkungen und einen gesunden Lebensstil verbessert werden.

Das Überleben ist eine besondere Phase im Kampf gegen Blasenkrebs. Die Aufrechterhaltung der geistigen und psychischen Gesundheit und die Anpassung an die Möglichkeit einer Veränderung der

Urinfunktion sind Teil dieses Nachsorgeprozesses. Um das Leben nach Blasenkrebs in vollen Zügen genießen zu können, ist es wichtig, Hilfe von medizinischem Fachpersonal, Therapeuten, Selbsthilfegruppen und Angehörigen in Anspruch zu nehmen.

Einzelpersonen können ihr Risiko, an Blasenkrebs zu erkranken, durch den Einsatz von Präventions- und Risikominderungstechniken verringern. Proaktive Maßnahmen können das Auftreten dieser Krankheit drastisch minimieren, darunter die Raucherentwöhnung, die Begrenzung der Exposition gegenüber gefährlichen Chemikalien, die Aufrechterhaltung einer ausreichenden Flüssigkeitszufuhr, eine ausgewogene Ernährung und die Behandlung hartnäckiger Blasenentzündungen.

Obwohl es bei der Behandlung von Blasenkrebs viele Hürden zu überwinden gilt, ist die Krankheit mit der richtigen Einstellung, einem starken Unterstützungssystem und einem umfassenden Krankheitsbewusstsein dennoch behandelbar. Dieses Buch ist ein hilfreicher Freund im Kampf gegen Blasenkrebs und bietet Informationen, Orientierung und Ermutigung. Unsere gemeinsamen Bemühungen werden vielleicht eines Tages zu einer Welt führen, in der Blasenkrebs vollständig verstanden, erfolgreich behandelt und schließlich besiegt wird.